1 MONTH OF FREE READING

at

www.ForgottenBooks.com

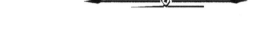

By purchasing this book you are eligible for one month membership to ForgottenBooks.com, giving you unlimited access to our entire collection of over 1,000,000 titles via our web site and mobile apps.

To claim your free month visit:
www.forgottenbooks.com/free347082

ISBN 978-0-265-69213-4
PIBN 10347082

Kurzer Leitfaden

für die

Klinische Krankenuntersuchung.

Für die Praktikanten der medizinischen Klinik

zusammengestellt

von

Prof. Dr. Adolf Strümpell,

Direktor der medizinischen Klinik in Breslau.

Sechste verbesserte und vermehrte Auflage.

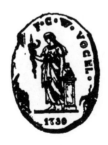

Leipzig,

Verlag von F. C. W. Vogel.

1908.

Vorbemerkungen.

Die genaue klinische Untersuchung eines Kranken zerfällt in zwei Hauptteile: in die Aufnahme der *Anamnese* und die *objektive Untersuchung* (Aufnahme des „*Status praesens*"). Da es häufig unmöglich und oft auch unnötig ist, in jedem einzelnen Falle sämtliche Organe in gleich ausführlicher Weise zu untersuchen, so soll man bei jedem Kranken durch einige vorläufige Fragen, zuweilen auch durch eine kurze, vorläufige Untersuchung sich zunächst eine annähernde Kenntnis von der Art seines Leidens zu verschaffen suchen. Hierdurch erfährt man dann, auf welche Umstände bei der nun folgenden genauen Untersuchung vorzugsweise zu achten ist. Hiermit ist aber natürlich nicht ausgeschlossen, dass man trotzdem in jedem Falle alle einzelnen Organe wenigstens bis zu einem gewissen Grade der Genauigkeit untersucht, weil man sich häufig nur auf diese Weise vor groben diagnostischen Irrtümern schützen kann. Oft wird man auch erst durch den weiteren Verlauf einer Krankheit dazu veranlasst, die sich herausstellenden Lücken der bisherigen Untersuchung auszufüllen.

Wir geben im folgenden zuerst ein *Schema für die Krankenuntersuchung im allgemeinen.* Dann

1*

folgen kurze Grundrisse für die Untersuchung der wichtigsten einzelnen Krankheitsgruppen, insofern hierbei gewisse Besonderheiten in Betracht zu ziehen sind. Anhangsweise habe ich auch einige besonders wichtige *diagnostische Bemerkungen* eingefügt.

1. Allgemeines Schema der Kranken- untersuchung.

Vor Beginn der Untersuchung notiert man:

I. **Namen, Stand (Beschäftigung), Alter** und **Wohnort** des Kranken. Die Beschäftigung des Kranken lässt uns oft sofort an die Möglichkeit gewisser besonderer Schädlichkeiten denken (Blei und andere Gifte, Staub-Inhalationen, Infektionen u. a.). — **Datum** der Untersuchung (resp. der Aufnahme des Kranken in das Krankenhaus oder in die ärztliche Beobachtung).

II. **Anamnese.**

1. *Hereditäre Verhältnisse* des Kranken.

2. *Früheres Leben* des Kranken bis zu seiner jetzigen Erkrankung (*frühere Krankheiten,* allgemeines Befinden, Art der Beschäftigung, etwaige in Betracht kommende Gewohnheiten (Alkohol, Tabak, Lebensweise). Bei Frauen fragt man häufig nach etwa vorangegangenen Wochenbetten, etwaigen Frühgeburten (Lues!) und nach dem Verhalten der Menstruation.

3. Welche *Ursachen* glaubt der Kranke selbst für sein jetziges Leiden angeben zu können (Erkältung, Traumen, Diätfehler, Möglichkeit einer

Infektion, Berufsschädlichkeiten, Ueberanstrengung, psychische Erregungen u. a.).

4. *Wie hat die jetzige Krankheit begonnen* (plötzlich,
allmählich) und mit welchen Erscheinungen. Die
Berücksichtigung der *Anfangserscheinungen* der
Krankheit ist oft von *besonderem diagnostischen
Wert!* Nur eine sorgsame Anamnese kann hier-
über Aufschluss geben.

5. Wie ist der bisherige weitere *Verlauf* der Krankheit gewesen. Welche *Symptome* hat der Kranke
bisher *besonders bemerkt* und in welcher Reihenfolge (gleichzeitig, nacheinander) sind dieselben
aufgetreten.

6. Wie verhielten sich, abgesehen von den haupt-
sächlichsten Krankheitserscheinungen, die *übrigen
Organe und Funktionen.* Man gewöhne sich
daran, in jedem wichtigeren Falle kurz nach den
wichtigsten Symptomen von Seiten *aller* inneren
Organe zu fragen, am besten in der folgenden
bestimmten Reihenfolge, wobei man sicher ist,
nichts Wesentliches zu vergessen. Man fragt
gewöhnlich kurz nach Erscheinungen von Seiten
des *Kopfes* (Kopfweh, Schwindel, Ohrsymptome),
des *Halses* (Schlingbeschwerden, Heiserkeit), der
Brustorgane (Husten, Auswurf, Brustschmerzen,
Kurzatmigkeit), des *Leibes* (Leibschmerzen, Appe-
tit, Uebelkeit, Erbrechen, Stuhlgang, Harnentleerung) und der *Extremitäten* (Schmerzen,
Schwäche). Wie war das *Allgemeinbefinden*
(Mattigkeit, Bettlägerigkeit, Schlaf u. dergl.) und
der *Ernährungszustand* (etwaige Abmagerung,
Anschwellungen).

Zuweilen ist es zweckmässig, zum Schluss der Anamnese die gerade zur Zeit der Untersuchung vom Patienten empfundenen subjektiven Symptome noch einmal kurz zusammenzufassen.

III. Status praesens.

1. An die Spitze des Status praesens stellt man in allen wichtigeren Fällen gewöhnlich das Verhalten der **Körpertemperatur** (Fieber) und die *Pulsfrequenz*. Fieber weist meist von vornherein auf das Bestehen eines *infektiösen Prozesses* hin. Dann folgt:

2. **Körpergrösse** und **allgemeiner Körperbau** (kräftig gebaut oder schwächlich, regelmässig gebaut oder verwachsen u. dergl.).

3. Allgemeiner **Ernährungszustand** (Entwickelung der *Muskulatur*, Verhalten des *Fettpolsters*).

4. Allgemeine **Lage** und **Haltung des Körpers** (Bettlage, Rückenlage, Seitenlage, sitzende Stellung, Steifigkeit).

5. Allgemeines **Aussehen des Kranken** (gesund, kränklich). *Hautfarbe* (blass, rot, cyanotisch, ikterisch u. a.). Gedunsenes Aussehen. Etwaiges *Oedem* der Haut.

6. Untersuchung des **Kopfes.**
Schädel. Capillitium. Augen. Ohren. Nase. Wangen. Zunge. Weicher Gaumen. Pharynx.

7. Untersuchung des **Halses.**
Form und Dimensionen des Halses. Verhalten der grossen *Halsgefässe* (Carotis und Jugularvenen). Schilddrüse (Struma). Etwaige Schwellung der *Lymphdrüsen*. Kehlkopf. Stimme.

8. Untersuchung der **Brust.**

   Thoraxform. Verhalten der *Atmung.* Perkussion und Auskultation der *Lungen* (vorn und am Rücken). Verhalten der *Herzbewegungen* (Herzstoss), Perkussion und Auskultation des *Herzens.* Zweckmässig ist es, hieran das Verhalten des *Radialpulses* (Frequenz, Beschaffenheit und Regelmässigkeit) anzufügen.

9. Untersuchung des **Abdomens.**

   Allgemeine *Form* und *Ausdehnung* des Abdomens. Resistenz desselben bei der Palpation und etwaige *Schmerzhaftigkeit* dabei.

   Untersuchung der *Leber* (Perkussion, Palpation) und der *Gallenwege.*

   Untersuchung der *Milz* (Perkussion, Palpation). Perkussion und Palpation des übrigen Abdomens (Nieren usw.).

10. Untersuchung der **Extremitäten.**

    Haut. Muskeln. Knochen. Gelenke.

11. Untersuchung der **Genitalien,** falls dieselbe notwendig erscheint.

12. Untersuchung der **Sekrete** und **Exkrete:**

    Harn (Eiweissprobe und Zuckerprobe in *jedem* wichtigeren Falle zu machen).

    Stuhl (Häufigkeit und Beschaffenheit der Stühle).

    Sputum (Aussehen, Beschaffenheit, Menge desselben). Bakteriologische Untersuchung.

13. Unter Umständen mikroskopische und bakteriologische Untersuchung des *Blutes.*

2. Untersuchung bei akut fieberhaften Krankheiten, insbesondere bei akuten Infektionskrankheiten.

I. Anamnese.

1. *Hereditäre Verhältnisse*, nur zuweilen von besonderer Wichtigkeit (z. B. erbliche tuberkulöse Anlage bei akuter Miliartuberkulose).

2. *Früherer Körperzustand*, ob kräftig oder schwächlich u. dergl. Sehr wichtig ist die Frage nach *früheren Krankheiten*, insbesondere früheren Infektionskrankheiten. Typhus, Masern, Scharlach u. a. befallen den Menschen gewöhnlich nur *einmal* im Leben; Pneumonie, Rheumatismus acutus, Erysipel u. a. häufig *mehrere Male*.

3. *Ursachen der Krankheit. Unmittelbare Krankheitsursache* (Gelegenheit zur Infektion, ähnliche Krankheitsfälle in der Umgebung des Kranken, Beschäftigung desselben (z. B. Typhus bei Flussschiffern, Milzbrand bei Fleischern und Haararbeitern, Rotz bei Kutschern usw.) und *veranlassende Momente* (Erkältung, Diätfehler, psychische Erregung, Trauma u. a.). Aeussere Verletzungen und kleine Wunden (Panaritien, Furunkel u. dergl.) wichtig für die Diagnose *septischer Infektionen*, ebenso Uterinblutungen (Abort!) bei Frauen. Hygienische Verhältnisse.

4. *Beginn der Krankheit.* Wichtige *Initialsymptome : Schüttelfrost* (insbesondere bei Pneumonie, Pocken, Malaria, septisch-pyaemischen Infektionen), Kopfschmerzen, anginöse Symptome, Seitenstechen, Kreuzschmerzen, Muskelschmerzen,

Leibschmerzen, *Erbrechen* (ausser bei Magen-
krankheiten noch besonders bei Pneumonie,
Scharlach, Meningitis u. a.), Mattigkeit u. a.

5. Weiterer bisheriger Krankheitsverlauf.
6. Erscheinungen von Seiten der einzelnen Organe
   (s. o. S. 5).

II. Status praesens.

1. *Körpertemperatur* (Fieber!). *Pulsfrequenz. Respirationsfrequenz.*
2. *Körperbau* und *Ernährungszustand* des Kranken.
3. *Allgemeines Aussehen* des Kranken (schwer krank
   oder leicht krank). *Gesichtsausdruck* (frisch oder
   matt, benommen). *Körperlage* (herabgesunkene
   Rückenlage, anhaltende Seitenlage u. dergl.).
   Etwaige *Exantheme.*
4. *Verhalten des Sensoriums* (frei, benommen, som-
   nolent, soporös). Delirien.
5. *Kopf* und *Gesicht.* Farbe der Wangen (um-
   schriebene Röte) und der Lippen. *Nasenflügelatmen* (Zeichen von Dyspnoe, besonders bei
   Pneumonie). *Herpes labialis* (bei Pneumonie,
   Intermittens, Typhus recurrens, epidemischer
   Meningitis u. a., fehlt gewöhnlich bei Typhus
   abdominalis). Trockene oder feuchte Lippen.
6. *Zunge* (feucht oder trocken, rein oder belegt,
   zitternd oder nicht zitternd).
7. *Rachenteile* (Angina, Soor u. a.).
8. *Ohren* (alte eitrige Mittelohrentzündung bei
   Meningitis, Hirnabszess).
9. *Hals* (Nackensteifigkeit bei Meningitis). Drüsen-
   schwellung. *Kehlkopf.*

10. *Brust.* Bau des Thorax. Atmung. Untersuchung der *Lunge* (Bronchitis, sekundäre Pneumonien, Pleuritiden), des *Herzens* (Dilatation; akzessorische Geräusche). *Puls:* Frequenz (auffallend hohe Pulsfrequenz bei Sepsis, Tuberkulose, Scharlach; verhältnismässig geringe Pulssteigerung beim Typhus abdominalis; unregelmässiger Puls bei Meningitis u. a.), Regelmässigkeit, Spannung (*dicroter Puls*), Beschleunigung der Pulsfrequenz beim Aufsetzen des Kranken.

11. *Leib.* Auftreibung des Leibes, Spannung, Empfindlichkeit gegen Druck. *Ileocöcalgurren* und *Roseolen* bei Typhus abdominalis. Leber. *Milz* (Grösse der Milzdämpfung und Angabe, ob die Milz palpabel ist oder nicht).

12. *Genitalien* (insbesondere bei akuten Erkrankungen der Frauen ist diese Untersuchung oft notwendig).

13. *Extremitäten.* Druckempfindlichkeit der Haut, der tieferen Teile. Etwaige Exantheme (Hämorrhagien u. a. bei septischer Infektion, akuter maligner Endocarditis). Gelenke. Zuweilen beachtenswert Verhalten der Reflexe (z. B. Fehlen der Patellarreflexe bei Trichinosis, Polyneuritis u. a.). *Kernig*'sches Symptom bei Meningitis (Eintritt einer Beugekontraktur im Knie beim Aufsetzen des Kranken oder Heben des Beins, so dass Rumpf und Oberschenkel einen rechten Winkel bilden).

14. *Harn* (Albuminurie. Komplizierende akute Nephritis). *Diazoreaktion* (bei Typhus, Masern, Miliartuberkulose, schwerer Lungentuberkulose u. a.).

15. *Stuhl* (Zahl der Stühle, Konsistenz, Aussehen, Farbe). Geschichteter erbsfarbener Stuhl bei Typhus. Reiswasser-Stühle bei Cholera. Blutigeitriger Stuhl bei Dysenterie.

16. *Sputum* (rostfarben hämorrhagisches Sputum bei Pneumonie!) Bakteriologische Untersuchung des Sputums (Tuberkelbazillen, Pneumokokken u. a.).

16. *Blut* (Leukozytosis bei croupöser Pneumonie, Erysipel, epidemischer Meningitis, Scharlach, inneren Eiterungen, septischen Erkrankungen u. a. Dagegen fehlt die Leukozytose oder besteht „*Leukopenie*" beim abdominalen Typhus, zuweilen auch bei Masern.

Die *bakteriologische Blutuntersuchung* ist vor allem wichtig bei septischen Erkrankungen (Streptokokken, Staphylokokken, Diplokokken, Colibazillen, Gonokokken), beim *Typhus* (Typhusbazillen), bei dem *Typhus recurrens* (Spirillen), bei *Malariaerkrankungen* (Plasmodien) u. a. *Widal'*sche *Reaktion* bei Typhus (Agglutination der beweglichen Typhusbazillen durch das Blutserum eines Typhuskranken).

3. Untersuchung bei Krankheiten der Respirationsorgane, insbesondere der Lungen.

I. Anamnese.

1. *Heredität.* Besonders wichtig ist die Ermittlung der hereditären Verhältnisse beim Verdacht auf Tuberkulose. Genaues Fragen nach den Krank-

heiten der Eltern, Geschwister und sonstigen Angehörigen.

2. Früheres Befinden des Kranken und frühere Krankheiten: „skrophulöse" Erscheinungen in der Kindheit, früher durchgemachte Kehlkopf- und Lungenkatarrhe, Lungenentzündung, *Bluthusten, Brustfellentzündung,* fungöse Knochen- und Gelenkaffektionen u. a.

3. Etwaige Berufsschädlichkeiten (Staubinhalation, Steinhauerarbeit u. dergl.). Zusammenleben mit anderen Lungenkranken. Erkältungen. Alkoholismus (disponiert zu Pneumonie, ev. mit Delirium tremens, ferner zu Tuberkulose). Bei Frauen schliessen sich Lungenerkrankungen nicht selten an das Puerperium an.

4. *Beginn der Erkrankung,* akuter oder allmählicher Anfang. Anfangssymptome entweder gleich von seiten der *Respirationsorgane* (Husten, Auswurf, Seitenstechen, Kurzatmigkeit) oder zunächst nur von seiten des *Allgemeinbefindens* (Mattigkeit, Appetitlosigkeit, Abmagerung, Fiebersymptome, Kopfschmerzen). Bei croupöser Pneumonie anfangs oft Erbrechen.

5. Bisheriger Krankheitsverlauf. *Erscheinungen von seiten des Respirationsapparates:*

Brustschmerz (pleuritisches Seitenstechen; Muskelschmerzen durch starken Husten).

Husten (häufig oder selten, trocken oder mit Auswurf verbunden, leicht lösend oder quälend, anhaltend oder besonders nachts, morgens, in Anfällen auftretend, wie z. B. beim Keuchhusten u. dergl.).

Auswurf: Reichlich oder spärlich, schleimig oder eitrig (grünlich, gelblich). *Blutig.* Bei stärkerer Blutung muss man nach der Menge und der Beschaffenheit des Blutes (hellrot, schaumig) fragen. — Geruch des Auswurfs (fötides Sputum).

Kurzatmigkeit (beständig oder nur beim Gehen, Treppensteigen u. dergl.).

Kehlkopfsymptome (Schmerzen im Halse, Heiserkeit). Schlingbeschwerden.

6. Von den Erscheinungen der übrigen Organe besonders hervorzuheben:

Magen. Appetitlosigkeit, Erbrechen z. B. beim Husten).

Darm. Durchfälle (Darmtuberkulose).

Kopf (Kopfschmerz, Schwindel n. dergl. als Zeichen der Anämie).

Haut (Nachtschweisse!).

Sehr wichtig die *allgemeinen Verhältnisse:* Zunehmende Blässe, Schwäche und vor allem Abmagerung.

II. Status praesens.

1. *Körpertemperatur* (besonders wichtig beim Verdacht auf Lungentuberkulose). *Pulsfrequenz. Respirationsfrequenz.*

2. Allgemeiner *Körperbau. Muskulatur. Fettpolster.* — *Trommelschläger-Finger* (kolbige Verdickung der Endphalangen bei fötider Bronchitis, bei Bronchiektasien, selten bei chronischer Tuberkulose).

3. *Körperlage* (Seitenlage, Lage mit erhöhtem Ober-
körper wegen Atemnot).

4. *Aussehen des Kranken. Blässe, Cyanose* der
Haut. Etwaige *Oedeme* (Knöchel, Unterschenkel).

5. *Kopf. Ohren* (Mittelohrerkrankung, Caries des
Felsenbeines). Nasenflügelatmen (Zeichen von
Dyspnoe). Zunge, weicher Gaumen und Pharynx
(tuberkulöse Erkrankungen).

6. *Hals. Dimensionen* (lang, schmal beim phthi-
sichen, kurz und gedrungen beim emphysematösen
Habitus). *Gruben* (Supraclaviculargruben, Jugulum) eingesunken oder verstrichen. *Halsvenen*
(vortretend, undulierend; pulsierend). *Kehlkopf.*
Stimme (rauh heiser, aphonisch. Druckempfindlichkeit. *Laryngoskopische Untersuchung!*

7. **Untersuchung der Brust und der Lungen.**
   a) **Thoraxform** (phthisischer oder paralytischer
   Thorax, emphysematöser oder fassförmiger
   Thorax). *Dimensionen* (Länge, Breite, Tiefe).
   Der „phthisische Thorax" ist lang, schmal,
   flach, der „emphysematöse Thorax" ist kurz,
   breit, tief. Verhalten der *Infraclavicular-
   gruben* (Vortreten der Schlüsselbeine). *Sternum* (Louis'scher Winkel!). *Intercostalräume*
   (breit. eng). *Epigastrischer Winkel* (normal
   ein rechter, spitz beim phthisischen, stumpf
   beim emphysematösen Thorax). *Wirbelsäule.*
   Symmetrie des Thorax, d. h. gleichmässige
   Ausdehnung auf beiden Seiten; einseitige *Ab-
   flachung* (Schrumpfung der Infraclavicular-
   gegend bei Tuberkulose, Schrumpfung in den
   unteren Teilen bei schrumpfender Pleuritis

u. a.) oder einseitige *Vortreibung* (pleuritisches Exsudat, Pneumothorax, Geschwülste).

b) **Atembewegungen:** Frequenz, Tiefe, Regelmässigkeit, Gleichmässigkeit auf beiden Seiten (Nachschleppen einer Spitze, einer Seite). Verhältnis von In- und Exspiration (verlängerte Inspiration bei Stenosen der Luftwege, verlängerte Exspiration bei Emphysem, chronischer Bronchitis, Bronchialasthma u. a.).

c) **Perkussion der Lungen.** *Qualitative Aenderungen* des Lungenschalles (Dämpfung, Tympanismus mit oder ohne Schallwechsel). *Dämpfung* des Schalls bedeutet stets Abnahme des Luftgehalts der Lungen. *Tympanitischer Schall* entsteht durch Entspannung des Lungengewebes oder durch Cavernenbildung. Arten des *Schallwechsels* bei tympanitischem Cavernenschall: 1) *Wintrich*'scher Schallwechsel (Höherwerden beim Oeffnen des Mundes); 2) *Biermer-Gerhardt*'scher Schallwechsel bei Lageänderungen des Kranken; 3) *Friedreich*'scher respiratorischer Schallwechsel: meist Höherwerden des Schalls bei der Inspiration. *Bestimmung der Lungengrenzen:* vorn rechts in der Parasternallinie (normal unterer Rand der 6. Rippe), vorn links am linken Sternalrand (normal am unteren Rande der 4. Rippe). Am Rücken zu beiden Seiten der Wirbelsäule (normal bis zur Höhe des 10.—11. Brustwirbels). *Verschiebbarkeit der Lungengrenzen* bei der Atmung (das inspiratorische Herabrücken fehlt

bei pleuritischen Verwachsungen, ist gering bei
starkem Emphysem), bei Lagewechsel des Kranken. Beachtenswert auch das *Resistenz-Gefühl*
beim Perkutieren mit dem Finger (starke Resistenz bei Pleuritis exsudativa und Tumoren).

d) **Auskultation der Lungen.** An allen Stellen
der Brustwand, wo Lunge anliegt, ist zu bestimmen: *Stärke des Atemgeräusches* (abge-
schwächtes, fehlendes, dem Ohre nah oder
fern klingendes Atemgeräusch). *Qualität des
Atemgeräusches* (vesikuläres, verschärft vesikuläres, unbestimmtes, hauchendes, bronchi-
ales, amphorisches Atemgeräusch) bei der
Inspiration und bei der Exspiration. Das
vesikuläre Atemgeräusch bedeutet das freie
Eindringen der Inspirationsluft in die Alveolen
(vesiculae) der Lungen. Das *bronchiale*
Atemgeräusch entsteht, wenn die Respirations-
luft bei ausgefüllten Alveolen nur in den
Bronchien ein- und ausstreichen kann oder
in den Cavernen. — *Verhältnis von In- und
Exspirationsgeräusch* (verlängertes Exspirationsgeräusch bei Katarrh der feineren Bronchien, Emphysem, Asthma bronchiale). *Neben-
geräusche: trockene bronchitische Geräusche*
(Pfeifen, Giemen, Schnurren u. dergl.). *Rassel-
geräusche:* reichlich oder spärlich; gross-,
mittel-, kleinblasig (Knisterrasseln); klingend
(konsonierend) oder nicht klingend; feucht
oder zäh; inspiratorisch, exspiratorisch. *Pleuritisches Reibegeräusch* (weich und leise,
grob und laut, Lederknarren u. a.).

e) *Auskultation der Stimme.* Bronchophonie bei Infiltration der Lunge, Aegophonie (besonders bei pleuritischem Exsudat.). Zuweilen Auskultation der Flüsterstimme (undeutlicher bei eitrigem Exsudat).

f) *Stimmfremitus* (abgeschwächt bei Pleuritis und bei Verstopfung der Bronchien). Zuweilen fühlbares pleuritisches Reiben.

g) Seltener angewandte Untersuchungsmethoden: Spirometrie, Pneumatometrie u. a. Sehr wichtig, namentlich zur Erkennnng tiefer sitzender Erkrankungen (Tumoren, Abszesse), ferner bei beginnender Lnngentuberkulose, endlich zur Beurteilung der Bronchialdrüsen u. a. ist die *Durchleuchtung der Lungen mit Röntgenstrahlen.*

8. *Untersuchung des Herzens* (Beschaffenheit und etwaige *Verschiebung* desselben durch einen pleuritischen Erguss).

9. *Untersuchung des Abdomens.*
Leber (Stauungsleber, Fettleber, Amyloidleber). *Milz* (Stauungsmilz, Amyloidmilz).

10. *Harn: Albuminurie* (Stauungsniere, Amyloidniere, begleitende Nephritis). *Eitergehalt* (Tuberkulose des Urogenitalapparates: Untersuchung auf Tuberkelbazillen). *Diazoreaktion* (bei schwerer Lungentuberkulose).

11. *Stuhl.* Durchfälle bei Darmtuberkulose (Tuberkelbazillen im Stuhl).

12. *Sputum: Menge.* Sog. „maulvolles Sputum" bei Broachiektasien. *Aussehen:* serös, schleimig, eitrig, blutig. Geballtes, münzenförmiges Spu-

tum bei Cavernen. *Schichtung* (bei fötider Bronchitis und Lungengangrän). Bronchialabgüsse und Bronchialgerinnsel. Spiralen (bei Bronchiolitis exsudativa asthmatica). Geruch (fötid, süsslichfade).

Mikroskopische Untersuchung des Sputums: Eiterkörperchen, rote Blutkörperchen, Alveolarepithelien, Fettsäurenadeln, Cholestearintafeln, Asthmakrystalle, *elastische Fasern. Bakteriologische Untersuchung:* Tuberkelbazillen, Diplokokken bei croupöser Pneumonie. Influenzabazillen u. a.

4. Untersuchung bei Erkrankungen des Zirkulationsapparates, insbesondere bei Erkrankungen des Herzens.

I. Anamnese.

1. *Hereditäre Verhältnisse* kommen zuweilen bei Herzfehlern in Betracht, ferner bei Arteriosklerose (Neigung zu Apoplexie u. dergl.). Zu beachten auch die hereditäre Beanlagung zu rheumatischen Erkrankungen, zu Gicht u. dergl.

2. *Frühere Lebensweise* des Kranken: *übermässige körperliche Anstrengung* („Ueberanstrengung des Herzens", Herzhypertrophie), *grosse psychische Erregungen* (Herzhypertrophie, Morbus Basedowii). Zu reichliche Nahrungsaufnahme und *Alkoholismus*, insbesondere überreichlicher Biergenuss (Herzhypertrophie, Myocarditis). Zu starkes *Rauchen* (Arteriosklerosis, nervöse Herzstörungen).

3. *Frühere Krankheiten:* vor allem *Rheumatismus*

acutus (Endocarditis!). Ferner andere akute Infektionskrankheiten (Masern, Scharlach, Diphtherie, Influenza), chronischer Rheumatismus. *Chorea. Syphilis* (Myocarditis, Aorten-Aneurysmen, Klappenfehler an der Aorta).

4. Subjektive Beschwerden und Zeit ihres Auftretens: *Herzklopfen. Kurzatmigkeit* (beständig, bei Anstrengungen, anfallsweise). *Schmerzen* am Herzen selbst zuweilen bei Pericarditis, auch bei Myocarditis, häufiger bei nervösen Herzaffektionen. Anfälle von *Angina pectoris (stenocardische Anfälle)*, mit krampfhaftem Schmerz in der Herzgegend und Beängstigung verbunden, bes. bei Sklerose der Coronararterien. Zuweilen Anfälle von *Tachycardie* oder von *Arythmie*. Ferner allgemeine *Mattigkeit* und Körperschwäche. *Kopfsymptome* (Kopfschmerz, Schwindel, Ohrensausen). Schlaf. *Brustsymptome:* Kurzatmigkeit (s. o.). Husten und Auswurf (blutiges Sputum bei *hämorrhagischem Infarkt* der Lunge). Seitenstechen. Symptome von Seiten des *Magens* und des *Darms:* Appetitlosigkeit, Aufstossen, Erbrechen. Verhalten des Stuhlgangs. *Harnentleerung* (verminderte Menge u. a.). Waren *Anschwellungen (Oedeme)* vorhanden?

II. Status praesens.

1. Allgemeiner *Körperbau* (Zurückbleiben der Entwicklung bei Kindern mit Herzfehlern) und *Ernährungszustand* (Fettleibigkeit!).

2. *Aussehen* des Kranken: blass, cyanotisch, leicht ikterisch (für viele Herzkranke ist gerade die

2*

eigentümliche Mischung der Blässe mit der Cyanose charakteristisch, wobei oft auch noch eine leicht gelbliche Färbung vorhanden ist). Gedunsenes Aussehen. *Oedeme.*

3. *Kopf:* Temporalarterien (Arteriosklerose!). Lippen (Cyanose). Zunge.

4. *Hals:* Dimensionen. *Carotiden:* Pulsation. Auskultation (Töne, Geräusche).

   Halsvenen; Schwellung als Zeichen der Stauung im Venensysteme. *Undulation.* Herzsystolischer Venencollaps. Echte herzsystolische *Pulsation* bei Insuffizienz des Tricuspidalis (rechts stärker, oder auf beiden Seiten gleich; Pulsation des Bulbus jugularis oder der ganzen Vene. Anacroter Venenpuls bedingt durch die Vorhofs- und die Kammerkontraktion). Auskultation der Venen.

   Struma (M. Basedowii u. a.).

5. *Untersuchung der Lungen.* Herzfehlerlunge („*Herzfehlerzellen*" im Sputum). Stauungs-Bronchitis. Lungeninfarkte. *Hydrothorax.*

6. *Untersuchung des Herzens:*

   a) *Inspektion* der Herzgegend (Vorwölbung bei Herzhypertrophie, Pericarditis; selten Einziehung bei pericardialer Schrumpfung).

   Inspektion der Herzbewegungen (Spitzenstoss des *linken* Ventrikels. Diffuse Pulsation des *rechten* Ventrikels am Sternum, zu beiden Seiten des Sternums und vor allem im Epigastrium). *Systolische Einziehungen* durch den Luftdruck bedingt oder bei Verwachsungen

der Pericardialblätter und des äusseren Peri-
cards mit der vorderen Brustwand.

b) *Palpation* des *Spitzenstosses: Lage* (normal
im linken V. Intercostalraum, 1—2 Cm. nach
innen von der l. Mammillarlinie). *Beschaffenheit* (schwach, kräftig, massig, hebend; gleichmässig oder ungleichmässig, unregelmässig.)

Palpation der übrigen Herzbewegungen
(diffuse Pulsation, undulierende Pulsation).
Pulsation im Epigastrium (rechter Ventrikel)
und Pulsation rechts vom Sternum (meist er-
weiterter rechter *Vorhof*). — Fühlbares
Schnurren an der Herzspitze (sog. Frémisse-
ment, Katzenschnurren) entspricht den hörbaren
Herzgeräuschen (systolisches Schwirren bei
Mitralinsuffizienz, diastolisches Schwirren bei
Mitralstenose). Seltener rufen auch die Aorta-
geräusche und pericardiale Reibegeräusche fühlbares Schwirren hervor.

Palpation der grossen Gefässe. Pulsation
der Art. pulmonalis. Fühlbarer *Klappen-
schluss der Pulmonalis* bei linksseitiger Lun-
genschrumpfung. Fühlbare Pulsation der
Aorta (auch von Jugulum aus zu untersuchen),
Pulsieren von *Aneurysmen* u. dergl.

c) *Perkussion des Herzens.* Bestimmung der
oberen Grenze der absoluten Herzdämpfung
am linken Sternalrand (normal am unteren
Rand der 4. Rippe). Rechte Grenze (normal
am linken Sternalrand). Linke Grenze (normal
bis zur Linie des Spitzenstosses reichend).
Ausser der absoluten Herzdämpfung ist, na-

mentlich bei Herzfehlern, auch die „*relative Herzdämpfung*" zu bestimmen (relativ **starke** Dämpfung am unteren Sternum u. a.). Erweiterung der Dämpfung nach *oben* bedeutet meist Hypertrophie des rechten Ventrikels (**conus arteriosus**). Verbreitung der Herzdämpfung über den rechten Sternalrand hinaus beruht fast stets auf Erweiterung des rechten *Vorhofs*.

d) *Auskultation des Herzens* an der *Herzspitze (Mitralis)*, am Sternalende des zweiten linken Intercostalraums *(Pulmonalis)*, am Sternalende des zweiten rechten Intercostalraums bezw. *am oberen Sternum (Aorta)*, am Ansatz der rechten 5. Rippe *(Tricuspidalis)*. Die Herzauskultation ergibt zunächst das sicherste Urteil über die *Frequenz* und die *Regelmässigkeit* der Herzaktion. Dann ist genau anzugeben, was man bei der *Systole* und was man bei der *Diastole* hört: Ton, Geräusch oder Geräusch *neben* dem Ton. *Ton*: hell, klappend, akzentuiert (zweiter Pulmonalton verstärkt bei Stauung im kleinen Kreislauf, zweiter Aortaton verstärkt und klingend bei Drucksteigerung im Aortasystem durch **Ar**teriosklerose, Nierenschrumpfung u. dgl.) oder dumpf, leise, undeutlich. *Geräusch* blasend oder reibend, laut, leise, langgezogen oder kurz usw. Spaltung resp. Verdoppelung der Herztöne (Spaltung des II. Pulmonaltons bei Mitralstenose). Galopprhythmus (bes. bei Nierenschrumpfung nnd muskulären **Herz**erkrankungen). Bigeminie (zwei rasch fol-

gende Herzkontraktionen anf *einen* Radial-
puls).

7. Die *Untersuchung der Blutgefässe* (Gefässe des
Halses s. o.) schliesst man bei Herzkranken häufig
gleich an die Untersuchung des Herzens an.

Dabei ist zu beachten: Pulsation der grossen
und der kleinen *Arterien* (sichtbare Pulsation
der Brachialis, Radialis und anderer kleinerer
Arterien bei Aorteninsuffizienz und bei Arteriosklerose). *Perkussion der Aorta* (Aortendämpfung
am oberen Sternum und im rechten zweiten
Intercostalraum).

Beschaffenheit des Gefässrohrs an den
mittleren Arterien, bes. an der *Radialis* und
Brachialis: geschlängelt, atheromatös, starr und
verdickt oder eng, zart u. a.

Beschaffenheit des Pulses: Frequenz, Regelmässigkeit, Spannung (harter Puls bei Arteriosklerose, Schrumpfniere u. a.), Grösse und Höhe
der Pulswelle, Beschaffenheit des Pulses (Pul-
sus celer bei Insuffizienz der Aortaklappen,
tardus u. a.). Paradoxer Puls (bes. bei Pericarditis u. a.). Ungleicher Puls an beiden
Körperhälften bei Aneurysmen. *Sphygmogra-
phische* Untersuchung. Bestimmung des arte-
riellen Drucks (Apparat von *Riva-Rocci* u. a.)

Auskultation der Arterien, insbesondere der
Cruralis (Ton, spontanes Geräusch, Druckge-
räusch, Doppelton, Doppelgeräusch). Töne an
den kleineren Arterien (Radialis u. a.) bei Aorteninsuffizienz. *Auskultation der Venen* (Venenton,
Geräusche) s. a. *Venen:* Halsvenen s. o. *Ve-*

nöser Leberpuls bei Tricuspidal-Insuffizienz (arterieller Leberpuls bei Aorta-Insuffizienz).

Sehr wichtig für die Beurteilung der *Herzgrösse* und vor allem für die Diagnose der Sklerose und der Aneurysmen der Aorta ist die *Röntgen-Untersuchung.*

8. *Untersuchung des Abdomens.* Ausdehnung (Oedem der Bauchdecken, Ascites).

Leber (Vergrösserung derselben durch Stauung) Leberpuls s. o.).

Milz (Vergrösserung durch Stauung). Beschaffenheit und Häufigkeit der Stuhlentleerungen.

9. *Harn. Sehr wichtig* die Menge und Beschaffenheit desselben zur Beurteilung der Zirkulationsverhältnisse. *Stauungsharn* (spärlich, dunkel, hohes spezifisches Gewicht, oft Uratsediment, oft eiweisshaltig). Komplizierende Nephritis.

Anhang. *Uebersichtliche Zusammenstellung der wichtigsten physikalischen Symptome bei den Klappenfehlern des Herzens.* (Siehe Tabelle auf Seite 25 u. 26.)

5. Untersuchung bei Erkrankungen der Digestionsorgane, insbesondere des Magens, des Darmes und der Leber.

I. Anamnese.

1. *Heredität* nur selten wichtig (Carcinome, nervöse Magenleiden u. a.).
2. Früheres Verhalten des Kranken. *Lebensweise* (Diätfehler, Alkoholismus). Berufsschädlichkeiten:

Art des Herzfehlers	Inspektion.	Palpation	Perkussion	Auskultation.
1. Insuffizienz der Mitralis.	Verstärkter, oft nach aussen verlagerter Spitzenstoss.	Systolisches Schwirren an der Herzspitze. Radialpuls oft leidlich hoch und kräftig.	Hypertrophie des linken, später auch des rechten Ventikels.	Lautes blasendes systolischesGeräusch an der Herzspitze statt oder neben dem 1. Ton. 2 Pulmonalton verstärkt.
2. Mitralstenose.	Verbreiterte Herzaktion. Verstärkte Pulsation des vergrösserten rechten Ventrikels, epigastrische Pulsation.	Diastolisches od. präsystolisches Schwirren an der Herzspitze Kleiner, oft unregelmässiger Puls.	Starke Erweiterung des rechten Ventrikels und rechten Vorhofs. Verhalten des l. Ventrikels wechselnd (hypertrophisch bei gleichzeitiger Insuffizienz der Mitralis).	Diastolisches oder präsystolisches schwirrendes Geräusch an der Spitze (Kann freilich auch ganz fehlen!). Erster Ton oft verstärkt und klappend. Zweiter Pulmonalton akzentuiert, oft gespalten (verdoppelt).

Art des Herzfehlers.	Inspektion	Palpation	Perkussion	Auskultation
3. Insuffizienz der Aortaklappen.	Spitzenstoss verstärkt, hebend, nach aussen und unten verlagert. Sichtbare Pulsation der mittleren und kleineren Arterien.	Hebender, verlagerter Spitzenstoss. Pulsus celer an der Radialis und den anderen Arterien.	Starke Verbreiterung der Herzdämpfung nach links infolge der Dilatation und Hypertrophie des l. Ventrikels.	Lautes blasendes diastolisches Aortengeräusch am oberen Sternum. Meist kürzeres und leiseres systolisches Aortageräusch. Klappende Töne an den Arterien. (Brachialis, Cruralis). Zuweilen Doppelton und Doppelgeräusch an der Cruralis.
4. Stenose des Aortaostiums.	Spitzenstoss etwas nach links verlagert, aber nicht so stark, wie bei Aorteninsuffizienz.	Meist nicht sehr verstärkte Herzaktion. Puls klein, tardus, zuweilen verlangsamt.	Hypertrophie des linken Ventrikels ohne stärkere Dilatation.	Lautes systolisches Aortengeräusch, nach rechts sich weit fortpflanzend, auch an den Carotiden hörbar.

chronische Intoxicationen (Blei), sitzende Lebensweise, nervöse Aufregungen u. a. Traumen
(z. B. bei Ulcus ventriculi).

3. *Allgemeinerscheinungen*. Abmagerung. Allgemeine Schwäche.

4. *Erscheinungen von Seiten der Speiseröhre*:
Herabbewegung der Speisen durch den Schlingakt.

5. *Erscheinungen von Seiten des Magens*: Appetitlosigkeit, Heißhunger. Gefühl von Druck, Völle,
Aufgetriebensein in der Magengegend. *Magen-
schmerzen*: Art der Schmerzen, schneidend
(cardialgisch), bohrend oder drückend. Zeit und
Dauer ihres Auftretens, Abhängigkeit von der
Nahrungsaufnahme. *Ulcusschmerzen* von der
Nahrungsaufnahme abhängig täglich auftretend,
Gallensteinkoliken oft nachts auftretend, von
ganz schmerzfreien Zwischenzeiten unterbrochen.
Ort der Schmerzen, umschrieben oder ausstrahlend (Epigastrium, Rücken bei *Magen-
geschwür*, Lebergegend und in die rechte Schulter
ausstrahlend bei *Gallensteinen* usw.). *Aufstossen*
(einfaches Aufstoßen, saures Aufstoßen, übel
riechendes Aufstoßen, bitteres, galliges Aufstoßen).
Sodbrennen. Erbrechen: Häufigkeit des Er-
brechens, Abhängigkeit desselben von der
Nahrungsaufnahme, Beschaffenheit des Erbrochenen: Speisereste, Schleim, Galle, Blut
(Ulcus), *kaffeesatzsatzähnliches Erbrechen* bei
Carcinom und Ulcus. *Stärkere Hämatemesis* am
häufigsten bei Ulcus ventriculi, seltener bei
Pfortaderstörung durch Lebercirrhose, Leber-
syphilis u. dgl.

6. *Erscheinungen von Seiten des Darmes:* Schmerzhaftigkeit, *Aufgetriebensein des Leibes.* Bläh-
ungen. Kolikschmerzen. *Stuhlgang:* regelmäßig
angehalten, durchfällig. Beschaffenheit des
Stuhles: dünn, schleimig, blutig, knollig, bandartig
u. a· Schmerzen bei der Stuhlentleerung (Tenes-
mus). Hämorrhoiden.

6. *Sonstige Symptome von Seiten der Bauchorgane:*
Schmerzen in der Lebergegend (Gallenstein-
koliken s. o.). Bestand früher einmal *Icterus?* —
Harnentleerung.

II. Status praesens.

1. *Allgemeine Körperverhältnisse. Ernährungszustand* (Abmagerung bei Carcinom). *Hautfarbe*
(fahl und kachectisch bei Carcinom, gelblich
bei Lebererkrankungen u. a.). Dunkle Haar-
farbe zuweilen bei älteren Carcinomkranken
auffallend.

2. *Kopf.* Beachtenswert das Verhalten der *Zunge*
bei Magenkranken (belegt, trocken).

3. *Brustorgane* (Stand des Zwerchfells). Herz.
Lungen. Untersuchung der *Speiseröhre* und der
Cardia durch die *Sonde,* wenn die anamnestischen
Angaben auf den Oesophagus hinweisen. In
wichtigen Fällen *Oesophagoskopie* und *Röntgen-
Untersuchung der Speiseröhre* mit Hilfe einer
verschluckten Wismuth-Kartoffelbrei-Pille.

4. **Untersuchung des Magens.**

   a) *Aeussere Untersuchnng. Inspektion:* Auftreibung der Magengegend, sichtbare Vorwölbung des Magens, *peristaltische Bewe-*

gungen desselben. *Palpation:* Empfindlich-
keit des Magens gegen Druck (lokalisierter
Druckschmerz zuweilen bei Ulcus ventriculi).
Fühlbare Tumoren (Sitz, Größe und Beschaffen-
heit, Verschiebbarkeit mit der Atmung).
Plätschergeräusche des Magens (bei Dilatation,
Atonie, oft auch bei normalem Magen). Die
Größe des Magens kann durch Palpation nur
bei kontrahierter Muskulalur des Magens be-
stimmt werden (Pylorus-Stenose mit Dilatation).
Perkussion: Abgrenzung des tiefen Magen-
schalls (oft unsicher!). Perkussion über
Tumoren. *Auskultation* ist selten wichtig
(Plätschergeräusche, Gurren, zuweilen Gefäß-
geräusche bei Carcinom). Künstliche Auftreibung des Magens durch Brausemischung
(Weinsäure und doppeltkohlensaures Natron);
zweckmäßiger durch Luft s. u.

b) *Untersuchung des Magens mit Hülfe des
weichen Schlundrohrs.* Die Sondenunter-
suchung gibt zunächst Aufschluß über das
Verhalten des *Oesophagus* (s. o. Stenosen,
Divertikel). Außerdem kommt in Betracht:
1) *Bestimmung der Ausdehnung des Magens*
und der *Lage* desselben (sog. Gastroptosis)
durch Einblasen von Luft mit dem Gummi-
Ballon, sichtbare Auftreibung, (Palpation und
Perkussion des aufgeblasenen Magens). Die
anderen Methoden (tiefes Eindringen der
Sonde, Fühlen des unteren Sondenendes,
Perkussion des Magens bei abwechselndem
Anfüllen und Ausleeren desselben) unsicherer

und weniger gebräuchlich. 2. *Motorische Funktion,* d. h. *Entleerbarkeit des Magens* (weit *wichtiger,* als die schwankende Größen- bestimmung). Der nüchterne Magen früh Morgens oder der Magen spätestens sieben Stunden nach einer reichlicheren Mahlzeit (die „*Probemahlzeit*" besteht aus einem Teller Fleischbrühe, 150 g gebratenes gehacktes Beefsteak und 50 g Kartoffelpuree) soll im Wesentlichen *leer* sein. Längeres Liegen- bleiben reichlicher Speisereste spricht *fast immer für Stenose des Pylorus,* ev. auch für Atonie der Muskulatur, oder *vielleicht* für Pyloruskrampf bei Hypersekretion. Zu be- achten auch die *Beschaffenheit des durch Sondenspülung entleerten Mageninhalts* (Speise- reste, Geruch, Gährung, Schleimbeimengung u. a.).

c) *Chemische Untersuchung des Magensaftes* (Auspressen resp. Aushebern von etwas Magen- inhalt ca. *eine Stunde nach dem Probefrüh- stück,* bestehend aus einer Semmel und einer Tasse Tee. Dabei zunächst zu beachten, ob die Semmel gut verdaut (in feinen Brei verwandelt) ist oder nicht. Im Filtrat unter- sucht man die *Reaktion* (Lakmuspapier, Tropäolin). Prüfung auf freie *Salzsäure* (Phloroglucin-Vanillin, Congopapier, Methylvio- lett) und auf *Milchsäure* (Eisenchlorid-Carbol- lösung). Fehlen der Salzsäure-Reaktionen bei sog. Achylie, bei chronischer Gastritis und vor allem beim Carcinom. Superacidität

und Supersekretion bei Ulcus und der sog.
Dyspepsia acidia, die oft nervösen Ursprungs
ist. Reichliche Milchsäure ist stets verdächtig
für Carcinom

Prüfung der *Verdauungskraft* und des
Pepsingehaltes des Magensaftes (Auflösung
eines Eiweisscheibchens allein durch den
Magensaft oder erst nach Zusatz von Salzsäure resp. Pepsin).

d) *Mikroskopische Untersuchung des Mageninhalts.* Speisereste. Sarcine (meist bei saurem
Mageninhalt). Hefezellen. Blutkörperchen.
Die sog. „*langen Bazillen*" d. h. die *Milch-
säure-Bazillen* stets sehr verdächtig für
Carcinom des Magens. Carcinom-Partikelchen,
namentlich beim Ausspülen des Magens.

e) Unter Umständen Nachweis von zersetztem
Blut im Mageninhalt resp. im Erbrochenen
(kaffeesatzähnlich) durch Darstellung der
Häminkrystalle (Abdampfen mit Eisessig und
etwas Kochsalz) oder durch die Probe mit
Terpentin und Guajaktinktur (Blaufärbung).

*Die methodische Magenuntersuchung wird
zweckmässig in folgender Reihenfolge vor-
genommen:* 1. Untersuchung des *nüchternen*
Magens (Retention, Supersekretion, Schleim-
absonderung). 2. *Probefrühstück* und Aus-
heberung *eine Stunde* später zur Bestimmung
der *Sekretions-Verhältnisse* des Magens, insbesondere der Salzsäure-Sekretion. 3. *Probemahlzeit* zur Bestimmung der *motorischen
Funktion* (Entleerung des Magens. Aus-

heberung nach 6—7 Stunden. Noch vorhandene
Speisereste beweisen die erschwerte Magen-
entleerung. Außerdem Untersuchung auf
Salzsäure und bes. *Milchsäure* (s. o.). 4. Auf-
blähung des leeren oder ausgespülten Magens
durch Luft zur Bestimmung seiner *Lage* und
Grösse.

5. **Untersuchung des Darms.** *Inspektion:* Auftreibung (Meteorismus, Ascites), Einziehung.
Sichtbare Peristaltik, besonders bei Darm-
stenosen). *Palpation:* Empfindlichkeit, fühlbare
Tumoren (Scybala!), entzündliche Tumoren in
der Ileo-Coecalgegend, Gurren bei der Palpation. *Perkussion:* Anfüllung bez. Kontraktion
des Darms. Ascites u. a. *Auskultation* (selten
wichtig): gurrende Geräusche, selten **peritoneale**
Reibegeräusche.

Untersuchung der Stuhlentleerungen: Häufigkeit, Menge, Farbe (tonfarben, hell, dunkel,
blutig u. a.), Beschaffenheit der Stühle (wässerig,
dünn, geschichtet, breiig, geformt, knollig, bandartig; schleimig, blutig, eitrig u. a.). Unverdaute
Speisereste. Schleim-Membranen (Dickdarm-
Katarrh. Enteritis membranacea. Colica mucosa).
— *Fettstühle* bei Icterus und zuw. bei **Pankreas**-
Erkrankungen. *Darmparasiten.*

Mikroskopische Untersuchung: Speisereste,
Blutkörperchen, Eiterkörperchen, Epithelien,
Krystalle (Tripelphosphat, Phosphate, Fettsäuren
und Seifen), Bakterien, Infusorien. — Eier von
Parasiten. — Zuweilen ist die spezielle **bakterio**-
logische Untersuchung wichtig (Tuberkelbazillen,

Typhusbazillen. Cholerabazillen).

Unter Umständen *manuelle Untersuchung* oder *Spiegeluntersuchung des Rektums* (Geschwüre, Neubildungen, syphilitische Stenosen u. a.).

Auch die *künstliche Auftreibung des Dickdarms* durch Flüssigkeit oder Luft ist in einzelnen Fällen von diagnostischer Bedeutung.

6. **Untersuchung der Leber.** *Palpation:* Vergrösserung der Leber, Beschaffenheit des Leberrandes (stumpf, scharf) und der Leberoberfläche (glatt, höckerig). Schnürleber, Lebertumoren. Palpation der *Gallenblase* bei Verdacht auf Cholelithiasis. *Perkussion* (unter normalen Verhältnissen reicht die Leberdämpfung in der rechten Parasternallinie nach unten bis zum Rippenbogen): Vergrösserung der Leberdämpfung, Verkleinerung derselben (Ueberlagerung durch Darm, Luft im Peritoneum, Verkleinerung der Leber).

7. *Untersuchung der Milz:* Palpation (Vergrösserung, Incisuren am vorderen Milzrand), Perkussion.

8. *Palpation der Nieren* (fühlbare Niere; sog. Wandernieren, Nierentumoren).

9. Untersuchung des *Harns* (Eiweiss, Gallenfarbstoff), des *Blutes* usw.

6. Untersuchung bei Krankheiten der Nieren und der Harnwege.

I. Anamnese.

1. Berücksichtigung *ätiologischer Momente:* Lebensweise (Alkoholismus, übermässige Nahrungsauf-

nahme), Beschäftigung (chronische Bleiintoxikation u. a.). Sonstige Schädlichkeiten: heftige Erkältungen und Durchnässungen. Toxisch wirkende Stoffe, die durch die Nieren ausgeschieden werden (Arzneimittel u. a.). Vorhergehende sonstige Erkrankungen (insbesondere Scharlach, Diphtherie, Syphilis, Gicht u. a., Hautkrankheiten).

2. *Dauer* und bisheriger *Verlauf* der Krankheit.
3. Einzelne Symptome:
   a) Allgemeinsymptome: Mattigkeit, Blässe, Appetitlosigkeit u. dergl.
   b) Anschwellungen des *Gesichts* (der Nierenhydrops beginnt oft im Gesicht!), der Füsse u. a.
   c) Schmerzen in der Nierengegend und Schmerzen bei der Harnentleerung. Nierenkoliken bei Nephrolithiasis. *Veränderung des Harns:* Menge, Häufigkeit der Entleerung desselben, Aussehen (hell, dunkel, trübe, blutig, schleimig, sedimentierend u. dergl.).
   d) Kopfsymptome: Kopfschmerzen, Schwindel, gestörter Schlaf u. a.
   e) Magensymptome: Appetitlosigkeit, Erbrechen. — Verhalten der Stuhlentleerung.
   f) Husten, Kurzatmigkeit. Asthmatische Zufälle. Herzklopfen.
   g) Sehstörungen (Ritinitis albuminurica).

II. Status praesens.

1. Allgemeiner Ernährungszustand. Hautfarbe (auffallende Anämie). Oedeme.
2. *Kopf:* Temporalarterien. *Augenspiegelbefund*

(Retinitis albuminurica). Mundhöhle (Salivation). Rachen.

3. *Hals.* Verhalten der grossen Gefässe.

4. *Brust. Lungen* (Bronchitis. Pneumonie der Nierenkranken. Hydrothorax).

Herz (Hypertrophie des linken Ventrikels, Akzentuation des zweiten Aortatons). — Beschaffenheit des *Radialpulses* (abnorm gespannt, hart). Messung des Blutdrucks.

5. *Leib.* Ascites. Leber, Milz (Stauung). — Untersuchung der Nierengegend (Schmerzhaftigkeit u. dergl.), der Blase, unter Umständen der Harnröhre, der Prostata und der Hoden.

6. *Untersuchung des Harns.* Zuweilen ist die Unterscheidung des Tag- und Nachtharns wünschenswert.

    a) *Farbe* und *Aussehen* (hell, trübe, sedimentierend). Schleim-, Eiter-, Blutgehalt.

    b) In 24 Stunden ausgeschiedene *Menge* (normal ca. 1500 Ccm.).

    c) *Spezifisches Gewicht* (normal ca. 1012—1016).

    d) *Eiweissgehalt* (Kochprobe mit nachherigem Zusatz von Salpetersäure oder Probe mit Essigsäure und Ferrocyankalium).

    e) Etwaiger *Blutgehalt.* Heller'sche Blutprobe durch Kochen mit Kalilauge (Rotfärbung der ausfallenden Phosphate) oder Probe mit Guajaktinktur und Terpentinöl (Blaufärbung).

    f) *Mikroskopische Untersuchung* des Harnsediments: *Harnzylinder* (hyalin, wachsartig, körnig, mit Auflagerungen besetzt, Epithelzylinder u. a.). Weisse *Blutkörperchen*, rote

Blutkörperchen. Epithelien, aus der Niere oder aus den Harnwegen. Harnsaure- und andere Salze. Zerfallsprodukte u. a. Bei Verdacht auf Tuberkulose des Urogenital-apparats Untersuchung des Sediments auf Tuberkelbazillen. — Bei Neubildungen in den Harnwegen (Blasencarcinom u. a.) sind in seltenen Fällen Geschwulstteilchen im Sediment zu finden.

Die *Cystoskopie* der Blase und die sog. *Funktionsprüfungen der Nieren* sind Sache des Spezialisten, dabei aber in manchen Fällen von *grösster praktischer Wichtigkeit* (Neu-bildungen in der Blase, einseitige Nieren-erkrankungen bei Tumoren, Nephrolithiasis, Hydronephrose, Pyonephrose, Nierentuberkulose u. dergl.). Siehe Tabelle S. 37.

7. Untersuchung bei chronischen Constitutionskrankheiten.

I. Anamnese.

1. *Allgemeinverhältnisse:* Heredität, Lebensweise, Beschäftigung. Berufsschädlichkeiten. Traumen. Starke psychische Erregungen.
2. *Allgemeinsymptome:* Schwäche, Mattigkeit, Appetit-losigkeit, gestörter Schlaf, geistige Abspannung, Gemütsverstimmung. — Verhalten des allge-meinen Ernährungszustandes (Abnahme des Körpergewichts, Fettzunahme, eingetretene *Blässe*). Auffallendes Hunger- und Durstgefühl (bei Diabetes).

Uebersichtliche Tabelle über das gewöhnliche Verhalten des Harns und des Herzens bei den wichtigsten Formen der Nierenerkrankungen.

	Harnwege	Spez. Gewicht	Eiweissgehalt des Harnes	Geformte Bestandteile	Verhalten des Herzens
1. Acute Nephritis	vermindert	erhöht	beträchtlich	Reichliche Zylinder, rote u. weisse Blutkörperchen, Epithelien	nicht hypertrophisch
2. Chronische diffuse Nephritis	normal oder etwas vermind.	erhöht	reichlich	Reichliche Zylinder. Blutkörperchen, Leukocyten, Fettkörnchenzellen, Epithelien.	hypertrophisch
3. Schrumpfniere	vermehrt	vermindert	meist gering	spärliche Zylinder, vereinzelte Blutkörperchen und Leukocyten	hypertrophisch
4. Amyloidniere	normal oder vermehrt	wechselnd	beträchtlich	sehr spärliche Zylinder	nicht hypertrophisch
5. Amyloid-Schrumpfniere	vermehrt	etwas vermindert	ziemlich beträchtlich	spärliche Zylinder	hypertrophisch
6. Stauungsniere	vermindert	erhöht	fehlt oder gering	spärliche Zylinder, Blutkörperchen, Leukocyten	primäre Herzerkrankung

3. Von *einzelnen Symptomen* besonders beachtenswert:

a) *Kopfsymptome* (insbesondere Zeichen von Gehirnanämie): Kopfschmerz, Schwindel, Flimmern vor den Augen, Ohrensausen u. a. — Neuralgische Schmerzen (Chlorose, Ischialgien bei Diabetes).

b) *Brustsymptome:* Dyspnoë (Anämie). Herzklopfen (Anämie).

c) *Magen- und Darmsymptome.* Verhalten des Appetits (s. o.), Erbrechen, Cardialgie (bei Anämie).

d) Neigung zu Blutungen, Nasenbluten u. dergl. (bei Leukämie).

II. Status praesens.

Allgemeiner *Ernährungszustand. Hautfarbe* (blass, gelblich bei Anämien). Abnorme Pigmentierung bei Nebennierenerkrankung (M. Addison).

1. *Kopf.* Gesichtsfarbe. *Untersuchung der Augen* (Katarakt bei Diabetes, Netzhautblutungen und sonstige Netzhautveränderungen bei Leukämie, schweren Anämien u. a.). Zunge. Zähne. Zahnfleisch (Alveolareiterung bei Diabetes).

2. Hals und Brustorgane. *Lymphdrüsen! Herz:* anämische Geräusche. Verhalten des Pulses.

3. Leib: Leber, *Milz.*

4. *Harn: Zucker. Trommer*'sche Probe mit Kalilauge und Kupfersulfat, *Nylander*'sche Probe mit Wismutlösung, *Moore*'sche Probe durch Kochen mit Kalilauge. In allen zweifelhaften

Fällen ist die *Gährungsprobe* durchaus notwendig. Eiweiss.

5. *Untersuchung des Blutes.* 1. Aussehen, rot, blass, wässrig. 2. Bestimmung der *Zahl der Erythrocyten* und der *Leukocyten* durch Zählung (Zählapparat von Thoma-Zeiss). 3. Bestimmung des *Hämoglobingehalts* (Methoden von *Gowers-Sahli,* Fleischl). 4. Mikroskopische Untersuchung des frischen und gefärbten Blutpräparates. Das frische Präparat zeigt vor allem die Gleichmässigkeit, Grösse und Form der Erythrocyten (Normocyten, Makrocyten, Mikrocyten, Poikilocyten). Das gefärbte Präparat zeigt das Vorkommen *kernhaltiger* Erythrocyten (Normoblasten und Megaloblasten) und die verschiedenen Arten der Leukocyten: a) *mehrkernige neutrophile Zellen* d. s. die gewöhnlichen Leukocyten und Eiterzellen mit neutrophiler Granulation, b) die *eosinophilen Zellen* mit acidophiler Granulation, c) die *Mastzellen* mit basophiler Granulation, d) die *Lymphocyten,* kleine einkernige Zellen e) die sog. *grossen Lymphocyten,* f) die aus dem Knochenmark stammenden *Myelocyten,* grosse einkernige Zellen, die nur unter pathologischen Verhältnissen, (vor allem bei der *Leukämie*) ins Blut übertreten. — Von Wichtigkeit ist zuweilen die Bestimmung des relativen Mengenverhältnisses der einzelnen Leukocyten-Formen. — Blutplättchen.

8. Untersuchung bei Krankheiten des Nervensystems.

I. Anamnese.

1. *Heredität* von hervorragender Wichtigkeit (insbesondere bei psychischen Erkrankungen, allgemeiner Nervosität, Hysterie, Epilepsie u. a.). Zuweilen ist auch die Frage nach etwaiger Tuberkulose oder Syphilis der Eltern wichtig.

2. Vorhergehende Erkrankungen, vor allem *Syphilis.* — Vorhergehende *akute Infektionskrankheiten* (Influenza, Typhus u. a.), an welche sich nervöse Leiden zuweilen anschliessen. — Frühere nervöse Erkrankungen (Convulsionen in der Kindheit, Migräne u. v. a.)

3. Sonstige *ätiologische Momente: Traumen* (bes. wichtig bei Blutungen, Tumoren, Syringomyelie, Tabes, multipler Sklerose u. a.). Starke *Erkältungen,* — *Psychische Erregungen,* Schreck, geistige Ueberanstrengung. Angstvorstellungen. — *Intoxikationen* (Blei, Quecksilber u. v. a.). Lebensweise (*Alkoholismus*).

4. Früheres Verhalten des Kranken: nervöse Reizbarkeit, Neigung zu Kopfschmerzen u. dergl.

5. *Einzelne Symptome* von Seiten des Nervensystems.

   a) Symptome von Seiten des *Gehirns* und der *Gehirnnerven:* Kopfschmerzen, Schwindel, psychische Störungen (Gedächtnissschwäche, Gemütsverstimmung u. v. a.). *Sehstörungen, Doppeltsehen,* Ohrenklingen und andere Gehörstörungen. Sprachstörungen. Schlingbeschwerden. Nervöses Erbrechen. Lähmungen, Sensibilitätsstörungen s. u.

b) Symptome von Seiten des *Rückenmarks*: Rückenschmerzen, Gürtelgefühl, ausstrahlende Schmerzen, *Blasenstörungen* (Inkontinenz, Retentio). Stuhlverstopfung. Sexuelle Störungen.

c) *Motorische Symptome*: Schwäche, Lähmung, Zuckungen, Krämpfe.

d) *Sensible Symptome*: Reizerscheinungen, (Schmerzen, Kriebeln, Ameisenkriechen, Vertaubungsgefühl). Gefühllosigkeit.

e) Trophische und vasomotorische Störungen: auffallende Abmagerung eines Körperteils, Kältegefühl, Hitzegefühl in der Haut u. dergl.).

f) *Apoplektiforme* oder *epileptiforme* Anfälle.

Sehr wichtig ist die genaue Nachfrage nach der *Reihenfolge,* in welcher die einzelnen Symptome aufgetreten sind. Welches waren die *ersten* Krankheitserscheinungen? Plötzliches rasches (bei Blutungen, Embolien, akuten Entzündungen) oder langsames Auftreten (bei Tumoren, chronischen Degenerationen u. a.) derselben. Wie und wann sind die später folgenden Erscheinungen aufgetreten?

6. Verhalten der *übrigen Organe* und des *Allgemeinbefindens.*

II. Status praesens.

1. *Allgemeiner Körperbau, Ernährungszustand.*
2. *Haut:* Farbe. Etwaige Exantheme, Narben u. dergl. (Anzeichen von Lues, Folgen von Verletzungen u. a.).

3. Zustand des *Sensoriums* (frei, benommen, Sopor, Coma usw.). Psychische Anomalien (geistige Klarheit oder Verwirrtheit, Delirien, psychische Leistungsfähigkeit beim Rechnen, Gedächtnis, Urteil, Gemütsstimmung).

4. *Kopf: Capillitium* (Haare. Narben). Schmerz beim Beklopfen des Schädels.

Motilität im *Stirnteil des Facialis*.

Augen: Verhalten der Lidspalte (Sympathicus!), Beweglichkeit der Lider. Beweglichkeit der Bulbi. Verhalten der Pupillen (eng, weit, ungleich, nicht gleichmässig rund, reflektorisch starr bei Tabes und Paralyse, accomodative Bewegungen).

Sehschärfe und Sehfeld, *Hemianopsie.* Farbensinn.

Ophthalmoskopische Untersuchung (Atrophie des Opticus bei Tabes, multipler Sklerose u. a., Stauungspapille bei Gehirntumoren u. a.).

Beweglichkeit im *Gesichtsteil* des Facialis.

Sensibilität im Trigeminusgebiet.

Gehör. (Unter Umständen Untersuchung mit dem Ohrenspiegel. Meningitis und Gehirnabszess!)

Geruch. Geschmack.

Beweglichkeit der *Kiefer* (Kaumuskeln, innerviert vom motorischen Trigeminus.)

Beweglichkeit der *Zunge* (n. hypoglossus), des *weichen Gaumens* (motor. Vagus. Reflexe).

Sprache. (*Anarthrie. Aphasie.* s. u.) *Stimme* (Beweglichkeit der Kehlkopfmuskeln).

Schlingbewegungen.

Verhalten der *Speichelsekretion.*

5. *Hals* (Struma). Verhalten der Hals- und Nacken-
muskeln, Nackenstarre. Druckempfindlichkeit der
Halswirbel.

6. *Hals-* und *Abdominalorgane.* Untersuchung der
Wirbelsäule. — Harn. *Harnentleerung* (Retentio
urinae, Incontinentia urinae, häufige reflektorische
Entleerung der Blase).

An den Extremitäten und am Rumpf ist die *spezielle Untersuchung der nervösen Störungen* nach
folgendem Schema vorzunehmen:

A) Störungen der Motilität.

a) *Aktive Beweglickeit* in allen Gelenken und
nach allen Richtungen hin (Parese. Lähmung).
(Die Prüfung der einzelnen Muskelgebiete,
s. u. im *Anhang 2.*)

b) *Coordination der Bewegung* (Ataxie), an
den Armen durch Zielbewegungen mit dem
Zeigefinger, an den Beinen durch den
Knie-Hackenversuch geprüft. — *Intentions-
zittern.*

c) Mitbewegungen (Tibialisphänomen am Unterschenkel bei Beugung des Knies).

d) *Motorische Reizerscheinungen* (Zuckungen,
choreatische Bewegungen, Athetose - Bewegungen, tonische und klonische Krämpfe
usw.). *Tremor. Fibrilläre Zuckungen*
(weisen meist auf eine Erkrankung der
spinalen grauen Vordersäulen hin).

e) *Passive Beweglichkeit* (Muskelspannungen,
Kontrakturen). *Hypotonie* der Muskeln bei

Tabes, Neuritis, *Hypertonie* bei Erkrankung
der Seitenstränge. Kataleptische Störungen.

f) *Trophisches Verhalten* der Muskeln (Atrophie, Lipomatosis).

g) *Elektrisches Verhalten* der Muskeln und
Nerven (galvanischer Strom, faradischer
Strom). *Quantitativ* gesteigerte oder verminderte Erregbarkeit. *Qualitative* Aenderungen der Erregbarkeit. *Entartungs-
reaktion* (*Nerv* für beide Stromesarten
unerregbar, *Muskel* faradisch unerregbar,
galvanisch aber erregbar, wobei die starke
Anodenwirkung und vor Allem die *trägen
Zuckungen* zu beachten sind).

h) *Gang.* (Spastischer, paretischer, ataktischer
Gang.) — Schwanken beim Stehen mit ge-
schlossenen Augen bei aneinander gestellten
Füssen („Romberg'sches Symptom").

B) Störungen der Sensibilität.

1. *Sensibilität der Haut.*

a) *Berührungsempfindung* (Berührung der Haut
mit dem Finger, mit einem Pinsel).

b) *Schmerzempfindung* (Nadelstiche, Kneifen
der Haut, elektrischer Strom). Unterscheidung von Nadelspitze und Nadelkopf
u. dergl. — *Verspätung der Schmerzempfindung* (durch Summation des Reizes).

c) *Temperatursinn* (*Wärmeempfindung* und
Kälteempfindung gesondert zu prüfen. Per-
verse Temperaturempfindung).

2. *Sensibilität der tieferen Teile.*

a) Gefühl für *passive Bewegungen* (sog. Mus-
kelsinn).

b) *Drucksinn*, Gefühl für tiefen Druck und
Druckunterschiede.

3. Kompliziertere Gefühlsleistungen.

a) Lokalisation der Empfindungen (Tastkreise).

b) Sog. Stereognostischer Sinn: Erkennen von
Gegenständen durch den Tastsinn, d. h. durch
Betasten bei Ausschluss des Sehens.

4. Seltene Anomalien:

Polyaesthesie. Nachempfindungen. Allo-
cheirie.

C) Prüfung der Reflexe.

a) *Hautreflexe:*

Fussohlenreflex (Nadelstich, Streichen
usw.). *Babinski'scher Zehenreflex* (Dorsalflexion der grossen Zehe nach Reizung
der Fussohle), wichtiges Zeichen für
organische Erkrankung im Gebiet der
Pyramidenbahnen.

Hautreflexe durch Stechen oder Kneifen
der übrigen Haut an den unteren Extremitäten. Verspätung der Reflexe durch
Summation der Reize.

Cremasterreflex.

Bauchdeckenreflex. Fehlen bei multipler
Sklerose. Einseitiges Fehlen bei Hemi-
plegie.

b) *Sehnenreflexe.*

An den oberen Extremitäten von den

unteren Enden der Vorderarmknochen aus, ferner im Biceps, Triceps u. a.

In den unteren Extremitäten:

Patellarreflex (Kniephänomen). Fehlen bei Tabes, Poliomyelitis, Neuritis.

Adductorenreflex.

Achillessehnenreflex, fehlt bei Tabes etc. Einseitiges Fehlen bei Ischias. *Fussphänomen.*

D) Vasomotorische und trophische Störungen.

Verhalten der Hautgefässe.

Schweissekretion.

Epidermisabschuppung. Nägel u. a.

Handelt es sich um *aphatische* und verwandte Zustände, so ist *zu prüfen:*

1. *Freies Sprechen*. Unterhaltung. Hersagen von Gedichten, der Zahlen, Monate u. v. a.
2. *Wortbezeichnung* von gesehenen Gegenständen.
3. *Nachsprechen* von Lauten, Silben, Wörtern, Sätzen.
4. *Lautes Lesen.*
5. *Schreiben.* — Diktatschreiben und Abschreiben.
6. *Wortverständnis* („Worttaubheit").
7. Schriftverständnis.

Hiernach unterscheidet man die *motorische* und die *amnestische (sensorische) Aphasie,* die *Agraphie,* *Alexie,* Seelentaubheit und Seelenblindheit.

Anhang I.

Die wichtigsten Harnproben.

1. *Eiweiss (Serumalbumin).* a) *Kochprobe.* Man erhitzt den Harn zum Kochen. Entsteht ein Niederschlag, der sich durch Zusatz von Salpetersäure *nicht* auflöst, so ist Eiweiss im Harn enthalten. Löst sich der Niederschlag durch Salzsäure wieder auf, so handelt es sich um Phosphate oder um Carbonate (Aufbrausen von Kohlensäure). b) Der Harn wird reichlich mit *Essigsäure* und dann mit einigen Tropfen *Ferrocyankalium* versetzt: eine entstehende Trübung ist Eiweiss. c) *Heller*'sche Probe mit Salpetersäure. Der Harn wird auf Salpetersäure geschichtet; enthält er Eiweiss, so bildet sich an der Grenze ein Ring von ausgeschiedenem Eiweiss.

2. *Zucker.* 1. *Trommer*'sche Probe. Der Harn wird reichlich mit Kalilauge versetzt und dann langsam eine dünne Lösung von Kupfersulfat hinzugefügt. Es bildet sich Kupferoxydhydrat, welches von einem zuckerhaltigen Harn reichlich gelöst wird. Erwärmt man die schön blaue Lösung, so reduziert der Zucker das Kupferoxyd zu Kupferoxydul, welches als gelber oder rötlicher Niederschlag ausfällt. 2. Man kocht den Harn 1—2 Minuten mit *Nylander*'scher Lösung, bestehend aus 2,0 basisch salpetersaurem Wismuth, 4,0 Seignettesalz, 100,0

Natronlauge von 8 %. Durch Reduktion des Wismuthoxydes wird Wismuthoxydul ausgeschieden und der Harn dunkelschwarz gefärbt. 3. *Kaliprobe* (Moore'sche Probe). Der Harn wird mit Kalilauge versetzt und die oberste Schicht erhitzt. Es tritt schöne kastanienbraune Färbung ein. 4. *Gärungsprobe.* Traubenzucker wird durch Hefe im Gährungsröhrchen zu Alkohol und Kohlensäure vergoren.

4. *Aceton.* Man fügt zum Harn einige Tropfen frischer Natriumnitroprussid-Lösung und setzt dann starke Natronlauge hinzu, wobei eine Rotfärbung auftritt. Fügt man nun konzentrierte Essigsäure hinzu, so nimmt die Rotfärbung bei Anwesenheit von Aceton noch zu und verwandelt sich in Karmoisin-Rot.

5. *Acetessigsäure* (Eisenchloridreaktion). Bei Zusatz von einigen Tropfen Eisenchlorid tritt ausser dem Niederschlag von Eisenphosphat eine burgunderviolette Färbung auf.

6. *Blut.* 1. *Heller'*sche Blutprobe. Der Harn wird mit 1/4 Vol. Kalilauge gekocht; dadurch werden die in ihm enthaltenen roten Blutkörperchen zerstört, nur der *Blutfarbstoff* bleibt ungelöst und verbindet sich mechanisch mit den ausfallenden Phosphaten zu einem *braunrot gefärbten* wolkigen Niederschlag. 2. Man mischt in einem Probierröhrchen zu gleichen Teilen Terpentinöl und frische Guajaktinktur zu gleichen Teilen. Mit dieser Mischung überschüttet man den Harn. Enthält letzterer Blut, so bildet sich an der Berührungsstelle nach kurzer Zeit eint *blauer* Ring. 3. *Mikroskopischer* Nachweis der roten Blutkörperchen. 4. Spektroskopischer Nachweis.

7. *Gallenfarbstoff.* 1. Chloroformprobe. Der Harn wird mit Chloroform ausgeschüttelt. Das Chloroform löst den Gallenfarbstoff, senkt sich in der Ruhe zu Boden und erscheint deutlich gelb gefärbt. 2. Man überschüttet Salpetersäure, der ein Tropfen rauchende Salpetersäure zugefügt ist, mit dem zu untersuchenden Harn. An der Berührungsstelle bilden sich durch Oxydation des Gallenfarbstoffs farbige Ringe, insbesondere ein grüner Ring. 3. Man überschüttet den Harn mit verdünnter alkoholischer Jodtinktur. An der Berührungsstelle bildet sich ein *grüner* Ring.

8. *Urobilin* (bei Leberkrankheiten, Blutergüssen u. a.). Man versetzt den Harn mit 3—5 Tropfen einer 10 % Chlorzinklösung und dann so lange Ammoniak hinzu, bis der Niederschlag von Zinkoxyd sich wieder löst. In dem Filtrat tritt bei Anwesenheit von Urobilin deutliche grüne Fluoreszenz auf.

9. *Indican* (bei Verstopfung, Darmverschluss u. a.). Man versetzt den Harn mit dem gleichen Volumen konzentrierter Salzsäure, fügt einige Tropfen einer Chlorkalklösung zu und schüttelt mit Chloroform aus, welches durch das sich lösende Indigo bei starkem Indicangehalt des Harns eine dunkelblaue Farbe annimmt.

10. Die *Ehrlich'sche Diazoreaktion* wird am besten in besonders dazu konstruierten Reagensgläsern angestellt. Man vermischt eine kleine (durch Markierung angegebene) Menge einer Lösung von 0,5 Natriumnitrit in 100 Aq. destill. mit einer ebenfalls bestimmten grösseren Menge einer Lösung von 5,0 Sulfanilsäure, 50,0 Salzsäure und 1000,0 Wasser.

Dann komm die gleiche Menge Harn hinzu und etwa
$1/8$ Vol. Ammoniak. Beim Schütteln tritt, wenn die
Reaktion positiv ausfällt (z. B. bei Typhus, schwerer
Tuberkulose, Masern), starke Rotfärbung auf, besonders
auch am Schaum.

11. *Harnsedimente*. 1. *Urate* (harnsaure Salze):
Ziegelmehlroter Niederschlag, löst sich beim *Er-
wärmen* des Harns vollständig auf. 2. *Phosphate*:
weisser lockerer Niederschlag, nimmt durch Er-
wärmen oft noch zu, löst sich durch Zusatz von
Säuren (Salpetersäure u. a.). *Tripelphosphate* u. a.
(im ammoniakalischen Harn) werden bei der mikro-
skopischen Untersuchung durch ihre „Sargdeckel-
form" erkannt. 3. *Geformte Sedimente* (Eiter, Zy-
linder usw.) müssen durch die mikroskopische Untersuchung erkannt werden.

Anhang II.

Uebersichtliche Tabelle über die einzelnen Formen willkürlicher Bewegung und die dabei in Betracht kommenden Muskeln und Nerven.

I. Muskulatur am Kopf und Rumpf.

1. Gesichtsmuskeln und Kaumuskeln.

1. Runzeln der Stirn in Querfalten (M. frontalis
   und occipitalis. N. facialis).

2. Runzeln der Stirn in Längsfalten (M. corrugator
   supercilii. N. facialis).

3. Schliessen der Augen (M. orbicularis oculi.
   N. facialis).

4. Erweitern des Nasenloches (M. compressor nasi
   und M. levator alae nasi. N. facialis).

5. Verziehen des Mundes nach aussen und oben (Mm. levator labii superioris, zygomatici, risorius, N. facialis).

6. Verziehen des Mundes nach unten (M. depressor anguli oris et labii super. N. facialis).

.7. Heben der Unterlippe (M. levator menti. N. facialis).

8. Spitzen des Mundes und Pfeifen (M. orbicularis oris. N. facialis).

9. Kaubewegung (Mm. masseter und temporalis. Mot. Ast des N. trigeminus).

10. Seitwärts- und Vorwärtsbewegung des Unter-kiefers (Mm. pterygoidei externi und interni.

2. Augenmuskeln.

1. Hebung des oberen Lides (M. levator palpebrae sup. N. oculomotorius).

2. Blick nach oben innen (M. rectus superior) und oben aussen (M. obliquus inf.) N. oculomotorius.

3. Blick nasalwärts (M. rectus internus. N. oculomotorius).

4. Blick temporalwärts (M. rectus externus. N. abducens).

5. Blick nach unten innen (M. rectus inferior. N. oculomotorius).

6. Blick nach unten aussen (M. obliquus superior. N. trochlearis).

7. Verengerung der Pupille (Sphincter iridis. N. oculomotorius).

8. Akkomodation (M. ciliaris. N. oculomotorius).

3. Zunge. Weicher Gaumen. Pharynx. Larynx.

1. Zungenbewegungen (N. hypoglossus).

7. Weicher Gaumen (N. vago-accessorius).

3. Schlucken (N. vago-accessorius).

4. Epiglottis (M. thyreo- und aryepiglotticus. N. laryngeus superior.

5. Stimmbänder (N. recurrens).

4. Kopf und Rumpf.

1. Vorwärtsbeugung des Kopfes und der Halswirbel (Mm. recti capitis antici, longus colli rectus. N. cervicalis 1—3). M. sternocleidomastoideus, N. accessorius).

2. Rückwärtsbeugung des Kopfes und der Halswirbel (Mm. splenius capitis et colli, biventer, complexus, recti capitis postici, spinalis und semispinalis cervicis. N. cervicalis 1—4).

3. Drehung des Kopfes (M. sternocleidomastoideus, N. accessorius, M. obliquus capitis inf. und obliquus colli).

4. Seitwärtsbewegung des Kopfes (M. recti capitis laterales. M. spinalis cervicis).

5. Streckung der Wirbelsäule (Mm. sacro-lumbalis und longissimus dorsi. M. spinalis dorsi).

6. Beugung der Wirbelsäule nach vorn und Aufrichten des Rumpfes aus liegender Stellung (Bauchmuskeln). Recti abdom. vom 8. DN an, ebenso Obliqui abdom.

7. Drehung der Wirbelsäule (M. semispinalis dorsi).

8. Seitwärtsbeugung der Wirbelsäule (M. quadratus lumborum, innerviert vom Plexus cruralis. Mm. intertransversarii).

9. Zwerchfell (N. phrenicus von N. cervicalis 4. vielleicht auch 3).

II. Schulterblatt und obere Extremität.

1. Bewegungen des Schulterblattes.

1. Heben des Schulterblattes (M. Cucullaris, N. accessorius, M. levator anguli scapulae 1—3. CN [1]).
2. Medialwärtsziehen des Schulterblattes (Mm. rhomboidei. Nn. thoracici post. aus dem 4. und 5. CN).
3. Fixation und Drehung des Schulterblattes bei der Vertikalerhebung des Oberarmes (M. serratus ant. major, N. thoracicus major vorzugsweise aus dem 5. CN).

2. Bewegungen im Schultergelenk.

1. Heben des Oberarmes nach vorn und nach aussen (M. deltoideus, N. axillaris aus dem 5. und 6. CN).
2. Adduktion und Herabziehen (M. pectoralis major und minor, N. thoracici ant. aus dem 5. und 6. CN. M. latissimus dorsi, N. subscapularis longus aus dem 5. und 6. CN).
3. Auswärtsrollung (Mm. supraspinatus, infraspinatus, teres minor. N. suprascapularis aus dem 4. und 5. CN).
4. Einwärtsrollung (Mm. subscapularis und teres major. N. subscapularis vom 5. und 6 CN).

3. Bewegungen im Ellenbogengelenk.

1. Beugung (Mm. biceps und brachialis internus, N. musculo-cutaneus vom 5. und 6. CN. M. supinator logus, N. radialis, 5. CN).
2. Streckung (M. triceps. N. radialis; 6. und 7. CN).

---

1) CN = Cervicalnerv, DN = Dorsalnerv, LN = Lumbalnerv, SN = Sacralnerv, d. h. die betreffende vordere Wurzel, entspringend aus dem entsprechenden Rückenmarkssegmente.

3. Supination (M. biceps, N. musculo - cutaneus, M. supinator brevis, N. radialis; 5. CN).

4. Pronation (Mm. pronator teres und pronator quadratus, N. medianus. 6. CN).

4. Bewegungen im Handgelenk.

1. Dorsalflexion (M. extensor carpi radialis longus und brevis, extensor carpi ulnaris. N. radialis; 6. und 7. CN).

2. Volarflexion (Flexor carpi radialis, N. medianus. Flexor carpi ulnaris, N. ulnaris, 7. und 8. Cn).

3. Radialwärtsbiegung (N. extensor carpi radialis longus).

4. Ulnarwärtsbiegung (Mm. flexor und extensor carpi ulnaris).

5. Bewegungen des 2. bis 5. Fingers.

1. Streckung der Grundphalangen (Mm. extensor dig. communis, indicator, extensor digiti minimi. N. radialis; 6. und besonders 7. CN).

2. Streckung der Endphalangen (M. interossei. N. ulnaris).

3. Beugung der Grundphalangen (Mm. interossei und lumbricales. Nn. ulnaris und medianus; 7. und besonders 8. CN).

4. Beugung der Endphalangen (Mm. flexor digitorum sublimis und profundus, letzterer für die dritte Phalanx. N. medianus; 7. und besonders 8. CN).

5. Spreizen (Abduktion) der Finger (Mm. interossei externi, N. ulnaris; 8. CN).

6. Adduktion der Finger (Mm. interossei, interni, N. ulnaris).

7. Beugung der Grundphalanx und Abduktion des

kleinen Fingers (Mm. flexor brevis und abductor dig. minimi im Hypothenar, N. ulnaris).

6. Bewegungen des Daumens.

1. Streckung des Metacarpus und der beiden Phalangen (Mm. extensor pollicis brevis und longus, letzterer für die zweite Phalanx. N. radialis; 8. CN).
2. Abduktion des Metacarpus (M. abductor pollicis longus. M. radialis).
3. Adduktion des Metacarpus (M. adductor und Caput profundum des M. flexor brevis, N. ulnaris).
4. Beugung und Opposition des Metacarpus, Beugung der ersten Phalanx mit gleichzeitiger Streckung der Endphalanx (Thenarmuskeln: Opponens, Abductor brevis und Caput superf. des Flexor brevis. N. medianus; 8. CN).
5. Beugung der zweiten Phalanx (M. flexor pollicis longus. N. medianus).

7. Bewegungen des kleinen Fingers.

1. Beugung und Abduktion der Grundphalanx (Muskeln des Hypothenar; 8. CN und besonders 1. DN).

III. Untere Extremität.

1. Bewegungen im Hüftgelenk.

1. Beugung (Mm. ilio-psoas, sartorius, N. cruralis. M. tensor fasciae latae, N. glutaeus superior; 1. und 2. LN).
2. Streckung (M. glutaeus maximus. N. glutaeus inf. vom Plexus ischiadicus; 1. SN).
3. Abduktion (M. glutaeus medius und minimus, N. glutaeus sup.; 1. SN).

4. Adduktion (M. adductor brevis, longus, magnus, M. pectineus, M. gracilis, N. obturatorius vom Plexus lumbalis; 2. und 3. LN).

5. Auswärtsrollung (Mm. pyriformis, obturator internus, gemelli, quadratus femoris, N. ischiadicus. M. obturator externus, N. obturatorius vom Plexus lumbalis; 5. LN).

6. Einwärtsrollung (M. glutaeus medius und minimus, N. glutaeus superior; 1. SN).

2. Bewegungen im Kniegelenk.

1. Streckung (M. extensor cruris quadriceps, N. cruralis; 3. und besonders 4. LN).

2. Beugung (Mm. biceps, semi-membranosus und semi-tendinosus, N. ischiadicus; 5. LN und 1 SN).

3. Bewegungen im Fussgelenk und in den Zehen.

1. Dorsalflexion des inneren Fussrandes (M. tibialis anticus, N. peron.; 4. und 5. LN).

2. Dorsalflexion des äusseren Fussrandes (M. peroneus longus und brevis, N. peroneus; 5. LN und 1 SN).

3. Plantarflexion des Fusses (Mm. gastrocnemius und soleus, N. tibialis; 1. und 2 SN).

4. Adduktion des inneren Fussrandes (M. tibialis posticus, N. tibialis).

5. Abduktion des Fusses (M. peroneus brevis, N. peroneus).

6. Dorsalflexion (Extension) der Zehen (Mm. extensor digitorum communis und ext. hallucis longus, N. peroneus; 4. und 5. LN).

7. Plantarflexion der Zehen (Mm. flexor digitorum hallucis longus, flexor digitorum brevis, N. tibialis; 1. und 2. SN).

9 780265 692134